Curación con
AGUACATE

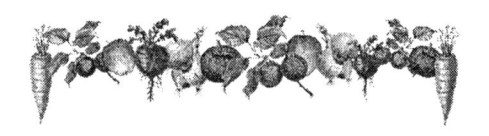

Luis Rutiaga

Curación con
AGUACATE

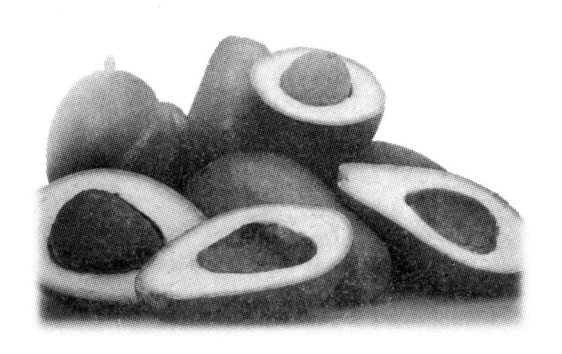

Ediciones Viman, S.A. de C.V.
Cosechadores #13, Col. Los Cipreses
09810, México, D.F.

1a. edición, noviembre 2006.

© *Curación con aguacate*

© 2006, Ediciones Viman, S.A. de C.V.
Cosechadores #13, Col. Los Cipreses
09810, México, D.F.
Tel. 20 65 33 94
ISBN: 968-9120-45-X
Miembro de la Cámara Nacional
de la Industria Editorial No 3427

Proyecto: Luis H. Rutiaga
Diseño de portada: Emigdio Guevara
Formación tipográfica: Luis H. Rutiaga
Supervisor de producción: Leonardo Figueroa

Todos los derechos reservados conforme a la ley.
Ninguna parte de esta publicación podrá ser reproducida o
transmitida, total o parcialmente, en cualquier forma,
o por cualquier medio electrónico o mecánico, incluyendo
fotocopiado, cassette, etc., sin autorización por
escrito del editor titular del Copyright.

Impreso en México - *Printed in Mexico*

Prólogo

Con el mismo nombre genérico de "aguacate" se designa tanto al árbol como al fruto en muchos países iberoamericanos, y se deriva de deformaciones de vocablos de la antigua lengua náhuatl, con la cual se expresaban los aztecas de México, quienes llamaban *ahuacacuáhuitl* al árbol y *ahuácatl* al fruto, y que por la forma y la manera de colgar de la planta lo comparaban con los testículos, que en el mismo idioma se conocían precisamente como *ahuácatl*.

El aguacate es un fruto cuyo valor nutritivo y energético, a paridad de peso, resulta mayor al de la carne, considerando que proporciona al organismo de 150 a 300 calorías por cada cien gramos comestibles. Por esto, representa una importante y sana fuente de alimentación humana, siendo la única fruta conocida que posee todos los elementos nutritivos: glúcidos (o hidratos de carbono), prótidos (o sustancias proteínicas), lípidos (o sustancias grasas), vitaminas, sales minerales y agua.

El fruto de pulpa clara, dulce, fundente y perfumada con sabor suave y fácil combinación, en la mayoría de los casos se consume fresco, en forma de ensalada o de puré, como en el caso del típico guacamole mexicano, en el cual se mezclan jitomate, cebolla, chile y cilantro; también se consume relleno de atún, camarones y otros. Esta costumbre alimenticia hace altamente aprovechables todos los principios nutritivos del aguacate, inclusive las vitaminas que resultarían destruidas por la cocción.

La industria alimenticia hace uso de su aceite para preparar alimentos concentrados, mientras la de los cosméticos prepara lociones y jabones para el tratamiento del cuero cabelludo, del pelo y de la piel. Últimamente, también se encuentran analizando prestigiosos laboratorios la propiedad de la pulpa y el aceite para fines médicos, orientados a la biotecnología, basándose, entre otras cosas, en el hecho de que la medicina popular lo considera afrodisíaco por su alto contenido de vitamina E.

El aguacate es una fruta que mejora la calidad de vida al contar con la mayoría de los elementos requeridos para una dieta saludable, previniendo enfermedades y, en algunos casos, sanándolas. Consumamos esta maravillosa mantequilla vegetal y mejoremos nuestra salud.

Luis Rutiaga

Introducción

El aguacate pertenece a la familia de las *Laaráceas*, que abarca plantas leñosas productoras de esencias que crecen en regiones cálidas, y en la que también se incluyen el laurel, el alcanfor y la canela. Las especies que se conocen del aguacate son: mexicana, antillana y guatemalteca. Los frutos de la especie mexicana son de pequeño tamaño y contienen un alto porcentaje en aceite, mientras que los de la antillana son de mayor tamaño y de menor contenido de aceite. Los frutos de la especie guatemalteca presentan características intermedias entre ambas.

Origen y variedades

El aguacate es originario de México, Colombia y Venezuela. Los primeros españoles que llegaron a América bautizaron a este fruto con el nombre de "pera de las Indias", dada su semejanza externa con las peras españolas. Los principales productores hoy día son: México, Brasil, Estados Unidos, Australia, Israel, China, Kenia, Sudáfrica y España. Las variedades que más se comercializan en los puntos de venta son: *Hass* (la más conocida y comercializada;

de pequeño tamaño, rugoso y de piel oscura y pulpa amarilla. Se produce en México y en España, concretamente en Andalucía), *Bacon* (la variedad más temprana, de color verde brillante y muy cultivada en España), *Cóctel* o *dátil* (alargado y sin hueso central, de sabor fino y delicado; se cultiva en Israel, España y se comercializa, sobre todo, en Francia), *Fuerte* (en forma de pera sin brillo y de piel fina, áspera y sabor exquisito, con un peso aproximado de 250 gramos; cultivado en Israel, Kenia, Sudáfrica y España) y por último, la variedad *Pinkerton* (alargado y con forma de pera, de piel rugosa y sabor agradable, cultivado en Israel).

La variedad *Bacon* se puede comprar a partir de octubre, la *Fuerte* durante todo el año y la *Pinkerton*, sólo está disponible en los meses de febrero y marzo.

Conocerlo

Forma: con forma de pera, en su interior contiene una única semilla redondeada de color claro y de dos a cuatro centímetros de longitud (salvo la variedad dátil), que aparece recubierta de una delgada capa leñosa de color marrón.

Tamaño y peso: aunque existen variedades que pesan unos cien gramos y otras que pueden alcanzar los dos kilogramos, los que más se comercializan suelen medir de diez a trece centímetros, con un peso de ciento cincuenta a trescientos cincuenta gramos.

Color: la corteza, gruesa y dura, con rugosidades, presenta una coloración verde que varía en intensidad en función de la variedad. La pulpa es cremosa, aceitosa, de color verde crema o pálido a blanco amarillento, muy similar a la mantequilla.

Sabor: el sabor de la pulpa recuerda al de la nuez y la avellana.

La recolección generalmente se hace a mano, ya que es un fruto muy delicado. Se emplea una escalera y se corta el pedúnculo por encima de la inserción con el fruto. Los frutos no maduran en el árbol, sino que lo hacen una vez que han sido recolectados, momento en el que tiene lugar una intensa actividad respiratoria (desprenden etileno), por lo que su almacenamiento por períodos largos es difícil. Dicha actividad respiratoria difiere según la variedad y el grado de madurez, las condiciones ambientales y de almacenamiento.

Elección y conservación

Se ha de comprobar que la piel no presente ningún tipo de defecto como manchas, puntos negros o signos de excesiva maduración.

El aguacate está maduro si al sacudirlo se nota que el hueso se mueve o cede a la leve presión con el dedo. Si no está del todo maduro, se debe dejar a temperatura ambiente durante el tiempo necesario, de uno a tres días. Su proceso de maduración puede acelerarse si se envuelve en papel de periódico junto con una manzana o un plátano.

Si por el contrario el aguacate está en su punto de sazón, para detener la maduración se ha de guardar en la parte menos fría de la nevera (no a menos de seis grados centígrados).

El aguacate se puede congelar. Para ello, hay que extraer la pulpa, aplastarla bien y mezclarla con un poco de jugo de limón.

Para su degustación, se ha de abrir justo antes de su consumo, ya que la pulpa se ennegrece con rapidez. Esto se puede evitar rociándola inmediatamente con zumo de limón.

Por otro lado, si al consumirlo sólo empleamos una mitad, la que sobra se puede conservar en óptimas condiciones para el día siguiente dejándole el hueso, rociada con jugo de limón en el refrigerador y protegida con papel film o en un recipiente de cierre hermético.

Características

El aguacatero alcanza unos veinte metros de altura, aunque, cuando se cultiva, no se deja crecer más de cinco metros. Sus flores son de color verde muy pequeñas y su tronco rugoso de color pardo. Lo que más destaca son sus frutos, unas drupa en forma de pera de color verde oliva y superficie rugosa con una pulpa verde amarillenta y un hueso central muy grande (hay variedades que no lo poseen). Existen aproximadamente unas cuatrocientas variedades, por lo que podemos encontrar frutos de formas y pesos diferentes, que pueden llegar a un máximo de dos kilogramos.

La característica alimentaria principal de este fruto es su riqueza en grasas que llegan en algunas especies al 30%, pero que normalmente se mueven entre un 10 o 15%. La ventaja de estas grasas es que están formadas por ácidos grasos (ácidos oleico, linoleico y palmítico, fundamentalmente) por lo que, al igual que ocurre con el aceite de oliva, el pescado azul, el ajo o la manzana, nos pueden ayudar a contrarrestar los efectos perniciosos de las grasas saturadas contenidas en los aceites animales. Resulta muy útil para evitar la formación de colesterol, reduciendo el riesgo de sufrir alguna enfermedad vascular, como infartos o hemorragias cerebrales. Igualmente interesante en este sentido resulta su alto contenido en lecitina, necesaria en el metabolismo de las grasas y muy valiosa en la lucha contra el colesterol y en la prevención de la arteriosclerosis.

El aguacate es muy rico en vitamina D, indispensable para regular la absorción de calcio y fósforo en el cuerpo e impedir la fragilidad de los huesos y de los dientes. Comer este fruto puede resultar muy útil durante el crecimiento para conseguir unos huesos sanos y una talla correcta, evitando el raquitismo. De igual manera puede ser muy conveniente en otras etapas de la vida, cuando hace falta una aportación extra de estos minerales. Resulta así particularmente interesante durante la gestación y, especialmente, a partir de una edad avanzada, para evitar la aparición de la osteoporosis. A su riqueza en vitamina D, debemos añadir su alto contenido en vitamina E, un potente antioxidante y muy necesaria para el buen funcionamiento del corazón. Es muy rico en potasio, por lo que equilibra la ingestión de otros productos ricos en sodio y contribuye a un buen estado del sistema nervioso. Presenta también cantidades considerables de magnesio, calcio y hierro.

Utilizado externamente, por su riqueza en vitaminas D y E que estimulan la formación de colágeno, así como en saponinas, constituye un buen bálsamo para la piel, ideal para tratar los problemas de la misma, especialmente en casos de eccemas y dermatitis a los que se puede combatir aplicando una crema realizada con la pulpa de esta fruta o mediante la aplicación externa de su aceite. Estas mismas preparaciones pueden utilizarse para el tratamiento externo de otras afecciones de la piel, como granos, manchas, o costras producidas por la soriasis.

Las propiedades suavizantes del aceite de aguacate, extraído de sus semillas, se aprovechan en la industria de la cosmética como un ingrediente habitual de muchas cremas para el cuidado de la piel y del cabello. Un buen remedio barato para mantener una cara joven y sin arrugas consiste en realizar una mascarilla con la pulpa del aguacate y mantenerla, antes de dormirse, durante media hora sobre el rostro.

Además de las propiedades emolientes de su aceite, hay que mencionar sus poderes antiinflamatorios, que pueden utilizarse para combatir los dolores articulatorios en afecciones tan dolorosas como la artritis reumatoide o los ataques nocturnos en los enfermos de gota.

El consumo habitual de esta fruta resulta muy interesante. Hasta cierto punto se puede considerar como un sustitutivo de la grasa animal, para aquellas personas a las que el consumo de ésta les resulte perjudicial. Igualmente pueden adquirir la costumbre de comer aguacate como fuente principal de grasa aquellas personas que decidan adoptar un régimen vegetariano.

No es recomendable abusar de su consumo por el gran número de calorías que posee, especialmente cuando se trate de personas obesas o sometidas a dietas de adelgazamiento (aunque en realidad, cuando sustituye a la grasa animal, y tomado con moderación, ayuda a adelgazar). Nunca se debe combinar con otros alimentos grasientos, especialmente si son de origen animal. Tampoco debe mezclarse con salsas grasientas, como la mayonesa.

Generalmente se come crudo en combinación con otras verduras, en ensaladas o simplemente como crema para untar una rebanada de pan como entrante o como una merienda saludable y energética para los más jóvenes. Puede también utilizarse sustituyendo al aceite para dar gusto a ciertas hortalizas como las papas o los ejotes hervidos. Aunque sea un fruto, por su bajo contenido en azúcar, puede considerarse como una verdura, por lo que se puede utilizar cocinado y formar parte de muchas sopas, las que se realizan con agua caliente, sin hervir.

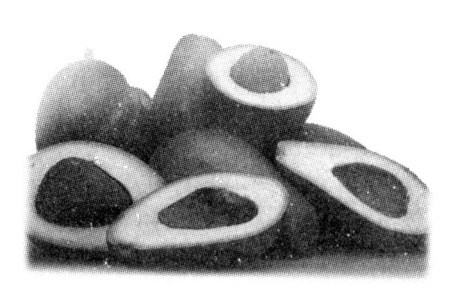

El aguacate

Aguacate es el nombre común con que se conoce a esta generosa planta de la familia de las lauraceas; deriva del náhuatl *ahuácatl*, que significa testículo, probablemente por la forma colgante del fruto. La *Persea americana*, nombre científico de la principal especie cultivada, es originaria de las zonas altas del centro y del este de México, así como de las partes altas de Guatemala.

El aguacate es uno de los muchos regalos que México ha dado al mundo. Su sabor, textura y propiedades alimenticias han cautivado a innumerables países que con gusto lo han adoptado, como Francia y otros tan lejanos como Japón. Y es que el mexicanísimo aguacate lleva conquistando paladares de todo el mundo desde hace quinientos años. Un ejemplo de ello nos lo da Martín Fernández de Enciso en su *Suma de Geografía*, publicado en Sevilla en 1519: "lo que hay dentro [del fruto del aguacate] es como mantequilla, tiene un sabor delicioso y deja un gusto tan blando y tan bueno que es maravilloso".

Pero ¿qué hace que el aguacate sea algo tan especial? Para empezar, lo más evidente: sin duda su extraordinario sabor, peculiar consistencia, color y su asombrosa versatilidad culinaria, ya que puede ser saboreado de maneras tan sencillas como al untarse sobre pan calientito con una pizca de sal, como complemento en una quesadilla, en tacos o en sopas, cremas, guisados a base de salsa de aguacate y, por supuesto, en guacamole, símbolo internacional de México.

El aprovechamiento del árbol del aguacate es integral, ya que su madera es de buena calidad y en zonas rurales se le utiliza para la elaboración de yugos. La industria también obtiene beneficios del aguacate, pues lo usan para obtener aceites, lociones, jabones, cremas y champús para el cabello.

Además, su cultivo trae innumerables beneficios económicos a un amplio sector de la población rural y semiurbana de varios estados de la República Mexicana.

Es común ver en casas de estados como Michoacán un árbol de aguacate para el autoconsumo familiar, o algunas huertas cuyos frutos tienen la venta asegurada en la misma puerta de la casa o en el mercado local. Pero el cultivo del aguacate es importante a nivel nacional, ya que México es el primer productor mundial con más del 34% de la producción, y Michoacán el estado número uno con más del 80% de la cosecha nacional.

Una parte importante del aguacate nacional se destina a la exportación, cuyo principal mercado es Estados Unidos, con casi diez mil toneladas, país que mantuvo cerrada su frontera desde 1914 hasta noviembre de 1997; seguido muy de cerca por Francia con nueve mil quinientas toneladas y Japón con más de ocho mil. Sin embargo, si consideramos la cantidad de aguacate mexicano que se consume en el extranjero desde 1990, Francia ocupa el primer lugar, seguido por Canadá, y en tercer lugar Japón.

Es claro, entonces, que el aguacate, además de haber conquistado paladares de todo el mundo, es un producto del que se obtienen importantes divisas para el desarrollo del campo, y ello con una actividad de bajo impacto para el entorno ecológico.

Otro aspecto relevante es que no hay sólo un aguacate, sino diferentes variedades con formas, colores, texturas y sabores propios. De las tres especies primigenias (mexicana, guatemalteca y antillana) se derivan variedades adaptadas a cada condición de cultivo, que dan frutos con sabores, texturas, colores y olores diversos. Hay quienes prefieren el sabor más fuerte de la variedad *criolla*, el aguacate pequeño de cáscara negra, o quienes optan por la abundante pulpa de sabor más suave del *Hass*, o la increíble facilidad de pelar de la variedad *fuerte*.

Con todo ello, resulta tentador no sólo comer unos taquitos con guacamole, sino poseer un arbolito para tener aguacates frescos y de "primera mano". El aguacate se adapta a diferentes climas y suelos; prácticamente sólo lo restringen su susceptibilidad a las heladas (crece en climas de subtropical a templado), al encharcamiento de agua en su base, a suelos muy duros o compactados, o a zonas con contaminación ambiental severa. Si usted vive en una zona apta y tiene el espacio necesario para el desarrollo de un arbolito, no lo dude y benefíciese de una de las mejores frutas que posee nuestro país. Además, plantar un árbol siempre es fuente de vida y salud para usted, su familia, la comunidad y para México.

Algo de historia

Este delicioso fruto es bien conocido por el hombre desde hace milenios, así lo muestran las evidencias más antiguas de su consumo provenientes de una cueva de Coaxcatlán, Puebla, con una antigüedad de 7000 a 8000 años.

Las culturas precolombinas contaban con un buen conocimiento sobre el aguacate, como se observa en el *Códice Florentino*, donde se mencionan tres tipos principales: *aoácatl*, *quilaoácatl* y *tlacacoloácatl*, que por su descripción podrían equivaler a las tres especies principales de esta planta: mexicana, guatemalteca y antillana, respectivamente.

Otras fuentes corroboran la importancia de la *cucata*, nombre totonaca del aguacate, como en el *Códice Mendocino*, donde el árbol de este fruto se representa en un jeroglífico que indica el pueblo de Ahuacatlán. De hecho, hoy en día hay numerosos lugares y poblaciones cuyo nombre está ligado a esta fruta, como Ahuacatenango, Chiapas, "en el recinto de los aguacates"; Ahuacatepec, Veracruz, o Aguacatitlán, Guerrero, Jalisco y Estado de México, "lugar de aguacates".

Después de la conquista, la *cupanda*, nombre purépecha del árbol de aguacate, fue introducido en España en 1600 y de ahí se diseminó a todo el mundo con las condiciones ambientales para su desarrollo, llegando a Cuba en 1700, a Brasil en 1809, a África en 1870, a la India en 1892, a Nueva Zelanda en 1910, y a la región que hoy ocupa Israel en 1931.

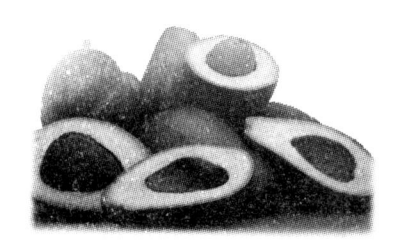

Propiedades nutritivas

Las grasas constituyen el principal componente del aguacate después del agua, por lo que su valor calórico es elevado con respecto a otras frutas, pero inferior al del coco, de mayor contenido graso.

Aporta una baja cantidad de hidratos de carbono y menor aún de proteínas.

En cuanto a la grasa, ésta es mayoritariamente monoinsaturada, el 72% del total es ácido oleico, característico del aceite de oliva.

Es rico en minerales como el potasio y el magnesio, pero pobre en sodio. El potasio es necesario para la transmisión y generación del impulso nervioso, para la actividad muscular normal e interviene en el equilibrio de agua dentro y fuera de la célula. El magnesio se relaciona con el funcionamiento de intestino, nervios y músculos, forma parte de huesos y dientes, mejora la inmunidad y posee un suave efecto laxante.

Destaca su contenido de vitamina E (antioxidante, interviene en la estabilidad de las células sanguíneas y en la fertilidad) y de ciertas vitaminas hidrosolubles del grupo B, como la B6 o piridoxina, que colabora en el buen funcionamiento del sistema nervioso.

El aguacate es un fruto que generalmente se emplea a modo de hortaliza o verdura, de sabor delicado y de fácil consumo, rico en grasas monoinsaturadas, antioxidantes y minerales; aliadas de nuestra salud. Teniendo en cuenta dichas propiedades nutritivas, es muy recomendable para todos los segmentos de la población: niños, jóvenes, adultos, deportistas, mujeres embarazadas, madres lactantes y personas mayores.

Por su aporte de antioxidantes y grasas de tipo monoinsaturado, se recomienda su consumo especialmente, a quienes tienen mayor riesgo de sufrir enfermedades cardiovasculares. Las grasas monoinsaturadas tienen la propiedad de reducir las tasas de colesterol total en sangre, a expensas del denominado "mal colesterol", el LDL-c, al tiempo que incrementan los niveles de HDL-c, "el colesterol bueno", que en nuestro cuerpo se encarga de transportar por la sangre el colesterol desde las células al hígado, evitando que se acumule en las paredes de los vasos sanguíneos.

La vitamina E, como antioxidante, contribuye a reducir el riesgo de múltiples enfermedades, entre ellas, las cardiovasculares, las degenerativas e incluso el cáncer. Además, por su riqueza en magnesio y potasio y su bajo aporte de sodio, resulta muy recomendable para aquellas personas que sufren de hipertensión arterial o afecciones de vasos sanguíneos y corazón, y para quienes tienen bulimia o toman diuréticos que eliminan potasio. Su contenido de potasio deberán tenerlo en cuenta las personas que padecen de insuficiencia renal y que requieren de dietas controladas en este mineral.

Asimismo, por ser bastante calórico, se ha de moderar su consumo en caso de sobrepeso u obesidad.

El nombre de este fruto tiene procedencia azteca y deriva de la palabra "ahuacatl", que hace referencia a su forma de testículo. Existe la creencia popular de que por su forma y riqueza en vitamina E (relacionada con la reproducción), tiene propiedades afrodisíacas.

Además de ser un excelente alimento, de los aguacates maduros se extrae un aceite, similar al de oliva, que es muy utilizado en la industria farmacéutica y cosmética.

El aguacate se utiliza más como una hortaliza que como una fruta. Para abrirlo, hay que cortarlo longitudinalmente hasta el hueso, dándole la vuelta completa al fruto. Seguidamente girar las mitades en sentido contrario una de otra hasta que se desprenda el hueso de una de ellas.

Carece de sabor dulce, lo que le permite combinarse adecuadamente con numerosos platillos.

Es un alimento fresco, relleno de jamón, de cangrejo... También se suele consumir ligeramente cocido y en puré. La pulpa del aguacate se emplea a menudo como si fuera mantequilla, una vez machacada y aliñada con limón y aceite.

Cuando elaboremos platos con aguacates, no debemos olvidar que la sal debe echarse en el momento de comerlos, pues si se pone con anticipación, esto hace que los aguacates se oscurezcan. Así mismo, no es bueno cocerlo, ya que se vuelve amargo de sabor, aunque sí se puede calentar.

Aceite de aguacate

El aceite de aguacate es absorbido de forma inmediata por la piel humana, actúa como suavizante y tiene un notable poder filtrante natural de la radiación solar. Es un agente nutritivo y emoliente, que mejora la elasticidad de la piel.

Es bueno para pieles sensibles, muy secas, envejecidas y castigadas por agentes externos, ya que lubrifica, hidrata y nutre en profundidad la piel.

¿Por qué comerlo?

Es recomendable comer diario cien gramos de aguacate (casi la cuarta parte de una pieza) para bajar los niveles de colesterol, glucosa y mejorar la circulación sanguínea. Además, ayuda a disminuir la tensión nerviosa, la depresión, favorece una buena digestión y protege al estómago de úlceras y gastritis.

Por sus propiedades, el aguacate fortalece diferentes órganos y tejidos del organismo. Contiene grasas monoinsaturadas, un 72 % de aceite oléico, característica similar a la del aceite de oliva, que es benéfico porque ayuda a reducir los niveles de colesterol y mejora la circulación, por lo que también se recomienda a personas con problemas cardiovasculares e hipertensión arterial.

Es rico en vitamina A y E (antioxidantes), así como en vitamina B y B6, estas dos últimas propician un óptimo funcionamiento del sistema nervioso, por ello es que el aguacate ayuda a las personas estresadas, nerviosas y deprimidas. Sin embargo, debido a su alto contenido calórico, no se debe abusar de este alimento sobre todo si se tiene sobrepeso u obesidad. En niños y adolescentes contribuye a su desarrollo, ya que es un alimento rico en potasio, hierro y magnesio, importantes para estas etapas de crecimiento. También se recomienda a los que sufren de anemia.

Por otro lado, el aguacate disminuye la presencia de trastornos digestivos, por su acción alcalina, suavizante y protectora de las mucosas; además contiene dos gramos de fibra, lo que favorece una mejor digestión y en los diabéticos baja la glucosa.

Se desmitifica que el aguacate engorde, ya que la grasa que contiene es monoinsaturada, es de origen vegetal, y la que produce daños a la salud e incrementa el peso corporal es la de origen animal; además aporta baja cantidad de hidratos de carbono y menor aún de proteínas. Se sugiere que lo consuman quienes gastan muchas calorías.

Propiedades medicinales

El *yashu*, nombre zapoteca del aguacate, es fuente importante de vitaminas A, C, E, tiamina (vitamina B1), calcio, hierro, magnesio, zinc y otros minerales, que lo hacen un "multivitamínico" natural y muy sabroso. Más aún, la pulpa del aguacate posee la extraordinaria propiedad de ayudar a eliminar el colesterol "malo", es decir, las lipoproteínas de baja densidad, por lo que ayuda a reducir el riesgo de desarrollar arterosclerosis, la temible enfermedad del mundo sedentario de hoy; adicionalmente, se ha observado un efecto benéfico en pacientes con asma y artritis reumatoide.

Tales propiedades curativas han sido probadas y comprobadas durante milenios en la medicina tradicional de nuestro país. El *tzitzito*, nombre que recibe el aguacate en ciertas regiones de Chiapas, se utiliza para eliminar microbios y parásitos; las semillas como antihelmíntico, y molidas contra la sarna; las hojas en infusión como expectorante, incluso se dice que la energía de la pulpa, combinada con sus vitaminas y minerales, le dan propiedades afrodisiacas.

Es una fruta de origen tropical que contiene minerales, vitaminas, ácidos, aminoácidos, más que cualquier otra, por lo que resulta curativa para varios padecimientos. Tiene una gran cantidad de vitamina E, la cual sirve para proteger contra las enfermedades cardiacas. En esta nota, podrás conocer todos los beneficios que traer comer aguacate.

El alimento como curación

Desde siempre se utilizó a los alimentos como método de curación. Acontece que en esta época, por los grandes adelantos tecnológicos, científicos y médicos, todo se ha modificado. Pero como siempre, todo vuelve. Hipócrates, el padre de la medicina, decía: "Que tu medicina sea tu alimento, que tu alimento sea tu medicina".

Aquí conoceremos las propiedades curativas que tiene el aguacate (aunque debemos entender que no actúa como los fármacos de acción directa e instantánea). Éste, además de sabroso, en su pulpa contiene gran cantidad de ácidos grasos monoinsaturados, muy apropiados para el control de colesterol y de los trigliceridos; además aporta vitaminas del grupo B que también ayudan a tener un efecto protector sobre el músculo cardíaco, para lo cual conviene consumir dos aguacates por semana.

Esta fruta contiene una serie de vitaminas, ácidos, aminoácidos y minerales que lo hacen sumamente saludable, e incluso una buena opción para los problemas cardiacos (entre otros). Tiene diez vitaminas, entre las que se destacan la vitamina E, el ácido fólico y el glutatión. Asimismo, diez ácidos grasos, de los cuales cinco son mono y poliinsaturados, destacándose los Omega-9, Omega-7, Omega-6 y Omega-3. Este último forma parte de la protección contra el cáncer. Así también contiene â-Sitosterol, el cual previene la acumulación de colesterol.

Posee, además, diez aminoácidos esenciales (árginina, fenilalanina, histidina, isoleucina, leucina, lisina, metionina, treonina, triptófano, valina) los cuales son requeridos en la síntesis de proteínas y para un mejor metabolismo celular.

Está compuesto por diez elementos minerales: calcio, cobre, fósforo, hierro, magnesio, manganeso, potasio, selenio, sodio y zinc. Todos ellos empleados para el buen funcionamiento del metabolismo celular y la circulación sanguínea.

Estos compuestos, en conjunto, al consumirse en una sola fruta de aguacate, promueven una vida sana, vitalizan el sistema inmunológico, mejoran la visión, protegen a las células de los daños por estrés, previenen las enfermedades cancerigenas y del hígado, mejoran la digestión de alimentos y protegen el músculo cardiaco.

Aliado del corazón

Contiene ácido oleico, el cual es un tipo de grasa que ayuda a reducir los niveles de colesterol. Su consumo, debido a la calidad de su grasa, está especialmente recomendado en dietas de control de colesterol, aunque por su elevado aporte calórico se debe cuidar la cantidad a ingerir.

Según un nuevo estudio, el aguacate tiene casi el doble de vitamina E de lo que se pensaba. A esta vitamina se la conoce por retrasar el proceso de envejecimiento y proteger contra las enfermedades cardiacas y los tipos comunes de cáncer. Después del aguacate, las frutas con mayor contenido de vitamina E son el kiwi, las uvas y el durazno.

De acuerdo con este mismo estudio, entre los fitoquímicos hallados en los aguacates se encuentra el glutatión, que funciona como un antioxidante similar a la vitamina E. La fruta también contiene cuatro veces más beta sitosterol que cualquier otra, lo cual ayuda a reducir el colesterol.

Otros beneficios que aporta

El aguacate es una verdadera farmacia. Sus hojas en infusión son buenas para la vesícula, son digestivas, antiflatulentas, diuréticas, antirreumáticas y resultan ser un alivio seguro para la bronquitis, los ronquidos y los dolores menstruales En aplicación local, tienen cierto poder antiinflamantorio y calman el dolor de cabeza. El aceite que se obtiene de su pulpa se le emplea para dar masajes contra la gota y el reumatismo o como loción para combatir la caspa o la caída del pelo.

También tiene otras virtudes dermatológicas. Sirve de base a numerosos productos cosméticos: cremas, jabones, emulsiones hidratantes. Su pulpa carnosa contribuye a la regeneración de los tejidos. Por último, el corazón de la fruta, tostado y molido hasta convertirse en harina, combate la diarrea.

Por su bajo contenido en hidratos de carbono, puede ser ingerida (con moderación) por los diabéticos.

El aguacate tiene entre un 10 y 24% de grasas, formadas por ácidos grasos (el 72% del total de grasas es ácido oleico, característico del aceite de oliva) que ayudan a regular el nivel de colesterol LDL en la sangre. Esto lo logra incrementando el colesterol bueno o HDL el cual se encarga de eliminar el colesterol transportándolo al hígado para ser eliminado por la bilis.

Es rico en vitaminas como: beta caroteno, B3, B5, C, E, ácido fólico y biotina, pequeñas cantidades de B1, B2 y B6, que colaboran con el buen funcionamiento del sistema nervioso, permiten que las células absorban el oxígeno y promueve la formación de glóbulos rojos.

Vitamina D, necesaria para regular la absorción de calcio y fósforo en el cuerpo e impedir la fragilidad de los huesos y de los dientes, la formación de los tejidos musculares y el metabolismo celular.

Vitamina E, un potente antioxidante, interviene en la estabilidad de las células sanguíneas, en la fertilidad, reduce el riesgo de enfermedades degenerativas e incluso el cáncer, además, estimula la formación de colágeno constituyéndose en un buen bálsamo para la piel.

Vitamina A, es esencial para el crecimiento, contribuye a la formación del colágeno y así a la hidratación y mantenimiento de la piel, la visión, huesos, dientes, uñas y pelo.

Potasio, es necesario para la transmisión y generación del impulso nervioso y para la actividad muscular normal. Resulta muy recomendable para aquellas personas que sufren de hipertensión arterial o afecciones de vasos sanguíneos y corazón y para quienes tienen bulimia o toman diuréticos que eliminan potasio.

Magnesio, se relaciona con el funcionamiento de intestino, nervios y músculos, forma parte de huesos y dientes, mejora la inmunidad y posee un suave efecto laxante.

Entre otras propiedades, el aguacate mejora la visión, evita la formación de gases intestinales y tiene efectos beneficiosos en resfriados, catarros, jaquecas y neuralgias, además de ser antiinflamatorio, evitando los dolores articulatorios como los de la artritis reumatoide y de gota.

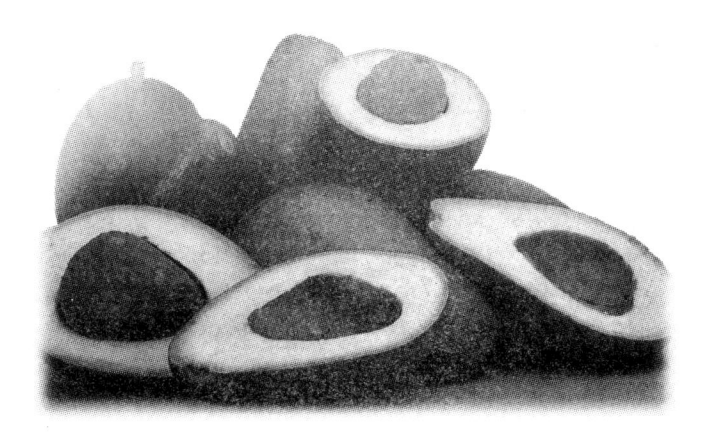

Recetas

La mayoría de los cocineros no se dan cuenta casi de la cantidad de posibilidades que ofrece el aguacate, este alimento delicioso, sano, fácil de preparar y de un precio de compra razonable. El aguacate permite preparaciones ilimitadas sin necesidad de preocuparse de la estación: El aguacate está prácticamente presente todo el año en los mercados. Las posibilidades ofrecidas por esta fruta, por que es un fruto, no obstante nos parezca poco dulce, van desde el entremés más sencillo hasta el aderezo más refinado, sin contar los platos sofisticados, las innumerables preparaciones familiares rápidas y los sabrosos postres.

Existen recetas de aguacate para todos los gustos y para todas las ocasiones. Ciertas maneras un tanto espectaculares como poco comunes de cocinarlo y de presentarlo, seducirán a los gourmets incluyendo a los más exigentes.

Nos basta generalmente con utilizar el aguacate en proporciones muy simples. Como ingrediente de una ensalada, para aderezarlo, cortado en dos, es suficiente una vinagreta o una mayonesa aromatizada por ejemplo. Salvo raras excepciones es servido como entrada, o bien lo ignoramos comúnmente. El aguacate soporta muy bien el cocimiento, y se presta a la elaboración de recetas para servirse calientes, ya sean bajo la forma de sopas, bolitas, de tartas, de rollos, de hojaldrados, de crepas, etcétera.

Por otra parte, la textura lisa y cremosa del aguacate aporta una riqueza particular a múltiples preparaciones dulces. Puede ser simplemente cortado en cuadros para incorporarlo a una ensalada de frutas, mezclándolo a una salsa destinada a cubrirlas (el resultado es particularmente sabroso con plátanos) o reducirlo a puré con otros ingredientes para formar la base de un pastel o de un pastel blando. Por razones inexplicables el empleo de aguacate en postres es prácticamente desconocido, así que deja el campo libre a todos los descubrimientos posibles.

Como podemos constatar, la mayor parte de las recetas pueden adaptarse fácilmente a diferentes tipos de comidas. Sólo es suficiente con aumentar las cantidades indicadas para las entradas a fin de obtener los platos principales ya adaptados.

Las bebidas con aguacate son todas deliciosas, tanto como para el desayuno como a media tarde, o a la hora del cóctel. No vacilemos pues, sobre todo, en dejar volar nuestra imaginación y estilo propio para sacar el mejor provecho del aguacate.

Duplicaremos así, no solamente el placer de probar los platos que aquí son presentados, sino también el placer de prepararlos.

Bebidas

Batido de aguacate

Ingredientes:
- 2 aguacates
- 2 manzanas
- 200 mililitros (un vaso) de leche de almendra
- 2 cucharas soperas de miel

Preparación:

Pelar, quitar las semillas y trocear los aguacates y las manzanas.

Colocar estos ingredientes junto con la leche de almendras y la miel en un recipiente y batir hasta obtener una mezcla homogénea y sin grumos.

Servir frío.

Leche de aguacate y almendras

Ingredientes:
- 1 aguacate
- 50 centilitros aproximadamente de leche fría

4 cucharadas cafeteras de almendra molida
1 cucharada cafetera de extracto de vainilla
Nuez moscada

Preparación:

Verter la leche, la miel, el polvo de almendra y la vainilla en la licuadora por dos minutos.

Pelar el aguacate y deshuesarlo. Cortar en cuadros y añadir a la preparación anterior. Prender de nuevo la licuadora hasta que la mezcla quede perfectamente lisa, añadiendo una poca de leche si está demasiado espesa.

Repartir la leche en cuatro grandes vasos, rallar un poco de nuez moscada en la superficie de cada uno y servir.

Bebida de yogur y naranja

Ingredientes:

1 aguacate
2 naranjas
1 cucharada para postre de miel líquida
1 pizca de canela
2 cucharadas de postre de yogur natural
Hielo frapé
Rodajas finas de naranja

Preparación:

Pelar el aguacate y deshuesarlo, cortar en cuadros grandes, exprimir las naranjas y colar el jugo.

Licuar el aguacate, el zumo de naranja, la miel, la canela y el yogur hasta obtener una mezcla perfectamente homogénea.

Bebida tropical

Ingredientes:
1 aguacate
1 plátano
1 papaya
2 cucharadas cafeteras de miel líquida
2 cucharadas cafeteras de coco rallado
8 hojas de menta fresca
50 centilitros de zumo de naranja fresca

Preparación:
Pelar el aguacate y deshuesarlo, cortar en cuadros grandes, pelar el plátano y cortar en rebanadas gruesas. Abrir la papaya, quitar las semillas y retirar la pulpa con una cuchara.

Poner todos los ingredientes en una licuadora a excepción de la menta. Licuar hasta que la mezcla esté perfectamente lisa y cremosa.

Repartir entre cuatro vasos grandes, decorando con las hojas de menta y servir enseguida.

Cóctel esmeralda

Ingredientes:
1 aguacate
2 cucharadas cafeteras de miel líquida
50 centilitros de leche

Repartir entre dos vasos o copas, añadir a voluntad el hielo frapé. Colocar a caballo las rebanadas de naranja, sobre el borde del vaso o copa, y servir enseguida.

4 cucharadas soperas de helado de vainilla
Canela en polvo

Preparación:

Pelar los aguacates, deshuesarlos y cortarlos en pedazos grandes, para ponerlos junto con la miel, la leche y el helado de vainilla en la licuadora. Licuar hasta obtener una mezcla homogénea.

Repartir la preparación en cuatro vasos grandes. Espolvorear con la canela y servir.

Rompope de aguacate

Ingredientes:

1 vaso de rompope
1/4 de taza de leche
1/2 aguacate hecho puré
1 pizca de canela
1 raja de canela

Preparación:

Moler en la licuadora el rompope, la leche, la canela y el puré de aguacate

Servir en un vaso con hielo (opcional) y adornar con la raja de canela

Cóctel de aguacate y plátano

Ingredientes:

1 aguacate grande
1 plátano
2 cucharadas cafeteras de miel líquida

1 cucharada cafetera de extracto de vainilla
75 centilitros de leche
Nuez moscada

Preparación:

Pelar los aguacates, deshuesarlos y picarlos grueso. Pelar el plátano y cortar en pedazos.

Poner los trozos de aguacate y plátano en la licuadora, con la miel, la vainilla, y la leche. Licuar hasta obtener una preparación lisa y cremosa.

Repartir el cóctel en cuatro vasos grandes, rallar un poco de nuez moscada en la superficie de cada uno y servir.

Malteada de aguacate

Ingredientes:

2 bolas grandes de helado de aguacate
20 gramos de alfalfa (un puño pequeño)
150 mililitros de leche fría
Miel para endulzar

Preparación:

En la licuadora se pone la leche con la alfalfa y se muele. Se adiciona el helado a batir un poco. Endulzar al gusto

Si queda muy espeso se le agrega más leche. Se sirve al momento.

Cóctel de aguacate y menta

Ingredientes:

1/2 taza de la lechera

1 taza de leche entera
1 1/2 aguacate hecho puré
1 caballito de licor de menta
Hojas de hierbabuena
Hielo

Preparación:
Poner en la licuadora hielo y todos los demás ingredientes.

Licuar hasta que el hielo se muela bien. Servir y adornar con hojas de hierbabuena

Bebida de aguacate antillano

Ingredientes:
1/2 taza de la lechera
1 taza de leche
1 caballito de ron
1/2 aguacate hecho puré
Hielo al gusto

Preparación:
Poner en la licuadora hielo y todos los ingredientes excepto el aguacate. Licuar hasta que el hielo se triture bien.

Sacar la mitad de la mezcla y reservarla. Licuar el aguacate con la otra mitad.

En una copa servir la mitad de la mezcla del aguacate y encima, cuidando que no se mezclen, la otra mitad que se reservó.

Ensaladas

Ensalada de apio y aguacate

Ingredientes:
   4 tallos de apio sin hilos
   1 aguacate en su punto
   1/2 vaso de almendras tostadas
   1 manzana verde
   1/2 taza de pasas
   1/2 taza de mayonesa
   1 cucharadita de jugo de limón

Preparación:

Remojar las pasas en una taza de agua de té, también pueden hacerse en vino dulce. Escurrir y secar.

Picar el apio y ponerlo en agua fría por media hora. Escurrir.

Pelar y picar la manzana. Echar un poco de zumo de limón para que no se ponga oscura.

Pelar y picar el aguacate (no demasiado maduro, ni muy verde).

Juntar todo. Añadir un poco de sal y pimienta negra al gusto.

Ensalada de arroz y aguacate

Ingredientes:
- 2 aguacates
- 1 tazón de arroz blanco
- 2 cebollas
- 1 taza de chícharos
- 1 zanahoria
- 1 pepino
- Aceitunas rellenas de pimiento
- Aceite
- Limón
- Sal
- Pimienta

Preparación:
Pelar los aguacates y cortarlos por la mitad. Sacar el hueso del interior con el cuchillo y extraer la carne con la cuchara. Cortar el aguacate en rodajas finas y colocarlo en la fuente o ensaladera.

Añadir el tazón de arroz y los guisantes

Cortar la zanahoria en cubos pequeños y la cebolla en finas láminas.

Pelar el pepino y dejarlo reposar diez minutos cubierto de sal gruesa para que elimine la acidez. Lavarlo y añadirlo a los demás ingredientes.

Preparar el aliño con la sal, pimienta, aceite y bastante zumo de limón. Echar esta salsa por encima de la ensalada

150 gramos de espinacas
3 huevos duros muy picados
2 aguacates cortados en rebanadas
Sal
Jugo de un limón
3 rebanadas de jamón serrano picado muy fino y frito
4 cucharadas de aceite vegetal
Pimentón
Pimienta negra
Perejil
Yogur natural sin azúcar

Preparación:

Limpiar, lavar y cortar la lechuga, los berros y las espinacas. Mezclar con las rebanadas de aguacate y los huevos duros picados. Sazonar y mantener en el frigorífico hasta su consumo; mientras tanto mezclar las lonchas de jamón muy picadas con el resto de los ingredientes para preparar la salsa. Batir hasta conseguir una salsa suave.

Adornar la ensalada con aguacate y no poner la salsa hasta el momento de servir.

Ensalada de ejotes y aguacate

Ingredientes:

300 gramos de ejotes cocidos
200 gramos de aguacates
300 gramos de papas cocidas
200 gramos tomates.
100 gramos de zanahoria rallada.

50 gramos de brotes de soya
16 espárragos cocidos (enlatados)
1 decilitro aceite de oliva.
1/3 decilitro de vinagre
Sal

Preparación:

En el centro de una fuente se colocan los ejotes cocidos y fríos; alrededor los tomates bien limpios y cortados en rodajas.

A continuación, se pelan las papas ya cocidas, se cortan en rodajas finas y se colocan encima de las rodajas de tomate.

Se pelan los aguacates, retirándoles el hueso del centro y se parten en rebanadas que se colocarán sobre los trozos de papa.

Se reparten por encima los espárragos fríos y se decora con la zanahoria rallada y los brotes de soya.

Se aliña con aceite de oliva virgen, vinagre y sal.

Ensalada de huevo con aguacate

Ingredientes:

1 cabeza de lechuga orejona grande
3 aguacates grandes, cortados en rebanadas
1 taza de nueces, picadas
4 huevos cocidos en rondanas
Salsa picante

Preparación:

Poner la lechuga despedazada en una ensaladera, salpicar con las nueces. Acomodar las rebanadas de aguacate y de huevo sobre la lechuga.

Para la salsa:

Poner en la licuadora y mezclar: 1/3 taza de aceite de oliva, 2/3 taza de jugo de limón, 1/4 taza de azúcar glass, 1/4 taza de vinagre, 2 cucharaditas de sal, 2 cucharaditas de paprika, 1 1/2 cucharaditas de mostaza seca, 1/2 cucharadita de sal de cebolla y 1/2 de pimienta.

Ensalada "Uruapan"

Ingredientes:

1 lechuga romanita, pequeña
Salsa italiana para aderezar
1 aguacate grande
Sal y pimienta al gusto

Preparación:

Despedazar la lechuga poniéndola en una ensaladera, agregar el aderezo revolviendo suavemente para que se mezcle con las hojas, agregar sal, pimienta recién molida y el aguacate pelado y rebanado. Revolver ligeramente y servir al instante.

Ensalada marinera

Ingredientes:

2 aguacates grandes
1/8 cucharadita de salsa tabasco
1/2 taza de agua fría
1 taza de crema agria
1/4 taza de cebollas verdes rebanadas
1 lechuga

3 cucharadas de jugo de limón
1 3/4 cucharaditas de sal
1 1/2 sobres de gelatina sin sabor
1 taza de agua hirviendo
1 taza de mayonesa
1 jitomate grande, picado

Preparación:

Partir los aguacates por la mitad; pelarlos, machacarlos y batirlos en la licuadora, hasta que queden muy suavecitos. Agregar el jugo de limón, sal y salsa tabasco. Ablandar la gelatina en media taza de agua fría, disolver luego en agua caliente; enfriar a temperatura ambiente.

Verter el aguacate, el sazonador, la crema y la mayonesa, enfriar hasta que la mezcla forme montoncito al tomarla con una cuchara. Agregar la cebolla y el jitomate; colocar en un molde cóncavo, con capacidad para cinco tazas, y enfriar hasta que cuaje. Extraer del molde y adornar con la lechuga.

Ensalada verde

Ingredientes:

2 aguacates grandes y rebanados
2 cucharadas de vinagre
1 cucharadita de mostaza seca
1 cucharadita de sal
1 lata con ejotes, chícharos y puntas de espárragos
1/2 taza de aceite de olivo
1 diente de ajo, partido por la mitad
1/4 cucharadita de pimienta

3 manzanas jugosas cortadas en rodajas finas
Sal y pimienta negra
Para la salsa:
1/2 limón (jugo)
2 dientes de ajo machacados
2 cucharadas de vinagre
3 cucharadas de aceite vegetal
1 cucharada de tomillo y romero
Sal y pimienta.

Preparación:

Limpiar y poner el repollo en agua fría durante diez minutos antes de cortarlo en tiras muy finas.

Colocar en un recipiente o plato la coliflor en forma de abanico.

Completar la decoración y presentación del plato con las rebanadas de aguacate y la manzana cortada en rodajas. Sazonar.

Servir con la salsa mezclada y bien sazonada.

Ensalada de aguacate y naranjas con camarones

Ingredientes:

2 aguacates rebanados
2 naranjas cortadas en rodajas
500 gramos de camarones pelados y cocidos
1 zanahoria pelada y cortada muy fina
4 cucharadas de apio muy picado
1/2 cebolla cortada muy fina

Sal y pimienta negra
Para la salsa:
Jugo de limón
4 cucharadas de aceite vegetal
1 cucharada de albahaca y perejil
Sal y pimienta negra

Preparación:

Incorporar las rebanadas de aguacates con los camarones y colocarlos en el centro de un plato; añadir, bien mezclados, los restantes ingredientes a su alrededor. Sazonar y servir con la salsa bien batida y sazonada, rociando con ella la ensalada.

Ensalada americana

Ingredientes:

200 gramos de maíz cocido
400 gramos de camarones pelados y crudos
3 rebanadas de jamón
1 aguacate
5 hojas de lechuga
25 gramos de mantequilla
1 huevo
Sal
Una pizca de mostaza y de pimienta blanca
2 decilitros de aceite de maíz
2 cucharadas de catsup
1/2 naranja
1/2 cucharadita de café de páprika

Preparación:

Poner en una ensaladera el maíz, el jamón finamente picado, las hojas de lechuga picadas y el aguacate cortado en dados.

Sofreír los camarones pelados, salpimentar y espolvorear con la páprika. En ese momento sacar la sartén del fuego.

Preparar una mayonesa batiendo con la batidora, en mínimas revoluciones, un huevo, mostaza, sal y pimienta e incorporar un chorrito fino el aceite.

Una vez elaborada la mayonesa añadir la catsup y el jugo de media naranja.

Añadir dos o tres gotas de salsa tabasco y salsear con esta mezcla la ensalada.

Se puede presentar en copas o vasitos individuales previamente introducidos en la nevera ya que esta ensalada se consume fría.

Ensalada de piña y aguacate

Ingredientes:
  1/4 de piña
  1/4 de melón
  1 aguacate
  1 lechuga
  200 gramos de langostinos cocidos
  Vinagreta guarnecida:
    1/4 pimiento verde
    1/4 de cebolla
    1/4 de zanahoria

9 cucharadas de aceite de oliva
3 cucharadas de vinagre
Sal

Preparación:

Pelar y limpiar la piña y trocearla en cubos. Hacer lo mismo con el aguacate y el melón. Reservar.

Lavar y trocear la lechuga. Pelar los langostinos cocidos.

Picar lo más fino posible en cuadraditos muy pequeños el pimiento verde, la cebolla fresca y la zanahoria.

Mezclar con el aceite de oliva, el vinagre y la sal hasta formar una vinagreta homogénea.

Disponer la lechuga mezclada en un plato y aliñada con la vinagreta guarnecida.

Encima colocar la piña, el melón y el aguacate, todo ello troceado en cubos. Volver a aliñar ligeramente la ensalada y terminar colocando los langostinos decorando por encima de la ensalada.

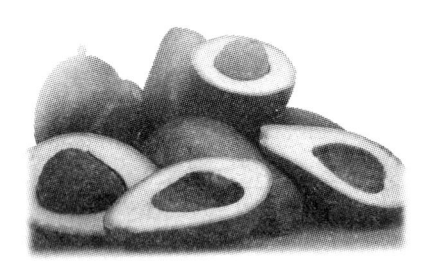

Sopas

Crema de aguacate y pepino

Ingredientes:
2 aguacates
1 pepino
1 limón
Eneldo
1 litro de caldo de pollo
2 cucharadas de aceite de oliva virgen
Salsa tabasco
12 aceitunas negras sin hueso
Sal y pimienta

Preparación:
Pelar el pepino y el aguacate y cortar en dados.
Poner el pepino en un bol y machacar con un tenedor.
Una vez hecha una pasta, añadir los trozos de aguacate, el zumo de limón, el aceite y unas dos o tres gotas de tabasco. Machacar de nuevo con el tenedor hasta que todo se mezcle.

Añadir el caldo y remover nuevamente hasta que se incorpore todo muy bien.

Picar las aceitunas y el eneldo y añadirlo todo a la crema. Remover otra vez.

Servir con un poquito de yogur natural vertido encima y una hoja de eneldo.

Sopa fría de aguacate con coco

Ingredientes:

300 gramos de pulpa de aguacate
2 tazas de caldo de pollo desgrasado
2 tazas de agua de coco
1 chile serrano sin semillas y picado
1 cucharadita de semillas de cilantro
200 gramos de yogur natural
Sal y pimienta
Coco fresco rallado o picado

Preparación:

Mezclar la pulpa de aguacate con la ayuda del caldo y el agua de coco; añadir el chile, las semillas de cilantro y el yogur.

Sazonar con sal y pimienta. Servir esta crema fría con el coco rallado o picado.

Tallarines con salsa de aguacate

Ingredientes:

300 gramos de tallarines
2 aguacates medianos

50 gramos de piñones
Una cucharada de margarina vegetal
Una cucharada de aceite de oliva
80 gramos de queso rallado
Sal

Preparación:

Cocer los tallarines en agua hirviendo con sal, una vez cocidos los refrescamos en agua fría y escurrimos.

Trocear el aguacate y triturarlo con un poco de aceite de oliva con la batidora hasta formar una crema.

Los piñones se fríen en la margarina dentro de una cazuela.

Cuando estén fritos los piñones añadir los tallarines, el aguacate y dejar que se cueza todo el conjunto.

A la hora de servir, espolvorear por encima el queso rallado.

Crema de aguacate y queso

Ingredientes:

3 aguacates
1 decilitro de nata líquida
50 gramos de queso fresco
1 litro de caldo de verduras
Jugo de medio limón
Pimienta molida y sal

Preparación:

Pelar los aguacates y rociarlos con el jugo de limón para que no se oscurezca la pulpa.

Hacerlos puré y mezclar una pequeña cantidad con la nata líquida y el queso.

Revolver, salpimentar y añadir el caldo de verduras.

Rectificar la sal.

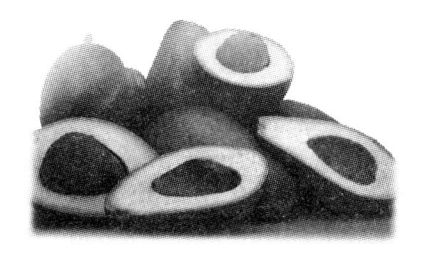

Salsas

Salsa para ensaladas

Ingredientes:

1 aguacate
1 cebolla
2 yemas de huevo
4 cucharadas soperas de jugo de limón
1 cucharada sopera de vinagre
15 centilitros de aceite
1/2 cucharada cafetera de sal
1/2 cucharada cafetera de pimienta

Preparación:

Pelar el aguacate y deshuesarlo, cortarlo en pedazos; pelar la cebolla y picar.

Poner en la licuadora, la cebolla, las yemas de huevo, el jugo de limón, el vinagre, la sal y la pimienta; licuar dos minutos aproximadamente.

Añadir los pedazos de aguacate sin detener la licuadora, dejar moler uno o dos minutos más.

Verter poco a poco el aceite sin parar, procediendo como para una mayonesa, ayudándose con una o dos cucharadas cafeteras de agua, si la salsa se espesa demasiado.

Se puede aromatizar esta salsa con cebollitas, estragón, perejil, orégano o anís, finamente picado.

Salsas para postres

Ingredientes:
1 aguacate

1 naranja jugosa

1 cucharada para postre de miel liquida

Preparación:
Exprimir la naranja. Colar el jugo, pelar el aguacate y deshuesarlo, cortar en cuadros grandes.

Poner el aguacate, el jugo de naranja y la miel en la licuadora, batir hasta obtener una crema perfectamente lisa.

Conservar la salsa en el refrigerador hasta el último momento.

Se puede incorporar a esta salsa un plátano bien maduro, crema o yogur.

Salsa para huevos duros

Ingredientes:
1 aguacate

2 huevos duros

50 centilitros de leche

50 gramos de mantequilla

50 gramos de harina
1/2 cucharada cafetera de mostaza
3 cucharadas soperas de cebollitas picadas
Sal y pimienta.

Preparación:

Pelar el aguacate y deshuesarlo, cortar en pedazos y poner a licuar con la leche para obtener una mezcla muy lisa.

Derretir la mantequilla en una cacerola y añadir la harina. Revolver un minuto sin dejar dorar, después añadir poco a poco la leche removiendo constantemente, dejar espesar de cuatro o cinco minutos a fuego suave, sin dejar de mover. Poner sal y pimienta y añadir la mostaza.

Cascar los huevos duros y picarlos finamente, incorporarlos a la salsa, así como las cebollitas. Servir inmediatamente con pasas y arroz.

Salsa para pescado

Ingredientes:

1 aguacate
1 diente de ajo
25 gramos de mantequilla
10 centilitros de crema
2 cucharadas cafeteras de zumo de limón
Sal

Preparación:

Pelar el aguacate, deshuesarlo y triturar. Pelar y picar el ajo.

Derretir la mantequilla en una pequeña cacerola de fondo grueso, añadir el ajo y dejar durante un minuto hasta que comience a blanquear.

Agregar el aguacate, la crema y el jugo de limón. Poner sal y después revolver tres minutos a fuego suave sin dejar hervir.

Se puede preparar esta salsa dos horas antes o más y recalentarla a fuego suave.

Crema azucarada

Ingredientes:

1 aguacate

25 centilitros de crema

2 cucharadas cafeteras de miel líquida

Preparación:

Pelar el aguacate y deshuesarlo. Cortar la pulpa en cuadros.

Poner el aguacate, la crema y la miel en la licuadora hasta obtener una crema muy lisa.

Servir muy fresca con una ensalada de frutas exóticas.

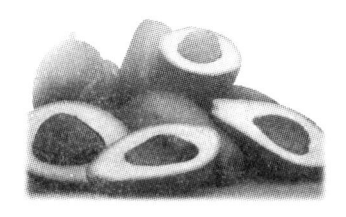

Entradas

Aguacates rellenos

Ingredientes:
- 4 aguacates
- 1 lata de maíz cocido
- 80 gramos de jamón
- 80 gramos de queso
- 40 gramos de apio en juliana
- Jugo de un limón
- 6 cucharadas soperas de aceite y sal

Preparación:

Pelar, lavar y picar la cebolleta y mezclar con el apio. Picar las aceitunas. Abrir los aguacates por la mitad, quitar el hueso y vaciar con una cuchara (dejar al menos un centímetro de pulpa adherida a la cáscara), picarla y rociarla con el jugo del limón para evitar que se ennegrezca. Mezclar la pulpa retirada del aguacate con el resto de los ingredientes. Repartir la mezcla en los aguacates vacíos, colocar el sobrante del relleno en el centro del plato donde vamos a servir y decorar con unos panecitos tostados.

Aguacates rellenos de salmón

Ingredientes:

2 aguacates
50 gramos de salmón ahumado
1/4 cebolla
25 gramos de alcaparras
6 cucharadas de mayonesa
1 cucharada de catsup
Unas gotas de brandy
Pimienta blanca y sal

Preparación:

Se vacían los aguacates, reservando la corteza como recipiente.

Se pica la pulpa del aguacate y se mezcla uniformemente con el resto de los ingredientes.

Se rellenan con esta mezcla las cortezas. Se sirve frío.

Trucos: se puede dejar el salmón en pequeñas tiras, dentro del aguacate. Hay quienes añaden un poco de apio y unas gotas de salsa tabasco. Otra combinación es la de añadir mitad de salmón y mitad de pulpa de cangrejo.

Aguacates rellenos con huevo

Ingredientes:

2 aguacates grandes
4 huevos
2 cucharadas soperas de jugo de limón
2 dientes de ajo
2 cucharadas soperas de perejil picado

1 cucharada sopera de hierbabuena fresca picada
2 cucharadas soperas de crema o de mayonesa
Páprika
Sal y pimienta

Preparación:

Meter los huevos en una cacerola con agua hirviendo y dejarlos cocer diez minutos; pasarlos por agua fría, descascararlos y dejarlos enfriar; pelar los ajos y triturarlos.

Cortar los aguacates en dos y quitarles el hueso, sacarles la pulpa, sin destruir la cáscara, y aplastarla con el jugo de limón.

Picar finamente los huevos duros y revolverlos con el aguacate, el ajo, el perejil, la menta (hierbabuena), la crema o la mayonesa, una pizca grande de páprika, sal y pimienta.

Llenar las cáscaras de aguacate con la preparación anterior dejando la superficie lisa.

Servir enseguida con pan dorado.

Aguacates rellenos de ensalada

Ingredientes:

4 aguacates un poco maduros
1 kilo de papas pequeñas
1/4 kilo de chícharos
2 zanahorias
2 huevos cocidos
200 gramos de aceitunas sin hueso
200 gramos de mayonesa
1 lata de pimientos morrones

Aceite de oliva
Vinagre

Preparación:

Abrir por la mitad los aguacates, sacarles el hueso y reservar su pulpa.

Cocer las papas con piel, dejar enfriar, pelar y picar muy pequeñitas.

Ponerlas en una fuente y mezclar con las verduras ya limpias, troceadas y hervidas, y con la pulpa que anteriormente hemos vaciado de los aguacates.

Picar un huevo cocido (el otro se deja para adorno), echar parte de las aceitunas (se reserva para adorno el resto).

Trocear los pimientos de lata en cuadraditos o tiras y añadir a la ensalada. Aliñar con aceite, vinagre y posteriormente, ligar con la mayonesa.

Con esta masa rellenar los aguacates y decorar con las aceitunas, el huevo duro picado o en rodajas y unas tiras de pimientos.

Pizza jardinera

Ingredientes:
1 aguacate
1 jitomate
1 calabacita
1 cebolla
1/4 pimiento
1 cucharada sopera de perejil picado
2 cucharadas soperas de puré de tomate
100 gramos de queso gruyer rallado para decorar

4 aceitunas negras (opcional)

1 cucharada de aceite (para la charola de hornear)

Preparación:

Calentar el horno a 230° C.

Lavar el jitomate y la calabacita, sin pelar, cortarlos en rodajas delgadas, pelar la cebolla y picarla finamente. Cortar el aguacate en dos, deshuesarlo, pelarlo y cortarlo en láminas finas. Lavar el pimiento y picarlo.

Poner los ingredientes anteriores, con excepción del aguacate, en una ensaladera, después añadir el perejil y el concentrado (puré) de tomate. Revolver suavemente.

Cubrir los panes (la pasta para pizza) con la preparación anterior formando una capa uniforme. Disponer encima las láminas de aguacate y las aceitunas. Esparcirlas todas con el queso gruyer rallado.

Engrasar una hoja de hornear y colocar las pizzas encima, meterlas al horno y dejarlas cocer veinte minutos aproximadamente, a que se dore el queso.

Servirlas al sacarlas del horno.

Ensalada de aguacate y pollo

Ingredientes:

200 gramos de carne de pollo cocido

2 aguacates

1 manzana cocida

1 cucharada sopera de jugo de limón

1 tallo de apio

10 centilitros de mayonesa

60 gramos de nuez en mitades

4 hojas grandes de lechuga
2 cucharadas soperas de hierbas finas picadas
Cebollitas

Preparación:

Cortar el pollo en cuadritos pequeños, o en tiras delgadas. Pelar los aguacates y deshuesarlos. Pelar la manzana y quitarle el centro, cortar la manzana y los aguacates en cuadros o tiras delgadas, después rociarlos con el jugo de limón. Limpiar el apio y picarlo. Revolver todos los ingredientes con la mayonesa.

Separar mitades de nuez para la decoración y picar el resto con un cuchillo, incorporar la nuez picada a la ensalada mezclada.

Lavar las hojas de lechuga, secarlas y tapizar con ellas un plato de servicio. Poner la mezcla encima y decorar con las mitades de nuez que separaron anteriormente. Esparcir encima las hierbas finas y servir.

Aguacate al pesto

Ingredientes:

2 aguacates grandes
20 centilitros de aceite de oliva
4 dientes de ajo
100 gramos de hojas de albahaca fresca
75 gramos de parmesano rallado
Hojas de lechuga (opcional)

Preparación:

Pelar el ajo. Lavar la albahaca y esponjarla. Picar el ajo y la albahaca muy finito, ponerlos dentro de un mortero con el aceite de oliva para obtener una pasta. Incorporar el parmesano.

Calentar la preparación a baño María moviendo sin parar.

Pelar el aguacate, deshuesarlo y cortarlo en láminas finas. Si se utilizan hojas de lechuga, lavarlas, secarlas y decorarlas en un plato de servicio. Disponer las láminas de aguacate encima, después poner encima la salsa caliente y servir enseguida.

Aguacates rellenos con champiñones

Ingredientes:
1 aguacate grande
350 gramos de champiñones
50 gramos de mantequilla
2 dientes de ajo
Sal y pimienta

Para la salsa:
10 centilitros de crema
1 cucharada cafetera de puré de tomate
2 cucharadas cafeteras de jugo de limón
1 cucharada cafetera de salsa de soya
1 cucharada cafetera de estragón seco
1/2 cucharada cafetera de paprika

Preparación:
Lavar los champiñones, separar dos o tres para decorar, y cortar el resto en láminas finas. Pelar el ajo y triturarlo.

Fundir la mantequilla en una cacerola y agregar los champiñones y el ajo. Ponerlos sobre fuego suave a que estén tiernos, agregarles la sal y la pimienta.

Preparar la salsa, revolver todos los ingredientes previos en una cacerola a fuego suave, sin dejar de mover.

Cortar el aguacate en dos y deshuesarlo, rellenar cada mitad con los champiñones, y ponerles la salsa encima.

Rebanar los champiñones que separamos, en láminas finas y decorar las mitades de aguacate.

Papas rellenas

Ingredientes:

2 papas grandes

1 aguacate

20 gramos de mantequilla suave

1 cebolla

1 cucharada cafetera de páprika

Sal y pimienta.

Preparación:

Calentar el horno a 230° C. Lavar las papas y secarlas. Sin pelarlas cocerlas a que estén suaves.

Se cortan las papas en dos, se entresaca el centro, dejando aproximadamente medio centímetro de pulpa sobre la cáscara, para formar una especie de cascarón.

Pelar la cebolla y picarla finamente, pelar el aguacate y deshuesarlo, machacar su pulpa con la papa entresacada, la cebolla, la mantequilla, la sal y la pimienta.

Llenar los cascarones de papa con la preparación y hornearlos dejándolos cocer durante veinte minutos aproximadamente. Se reduce a 200° C, la temperatura del horno.

Cuando la superficie de las papas esté dorada, se sacan del horno, se espolvorean con páprika y se sirven.

Antes de meter al horno las papas, las puede espolvorear con pan molido o queso rallado, y cubrirlas de crema al momento de servirlas.

Aguacate a la naranja

Ingredientes:

3 mitades de aguacate (a lo largo)
4 cucharadas soperas de aceite de oliva
4 cucharadas soperas de jugo de naranja
3 cucharadas soperas de jugo de limón
1 cucharada sopera de miel liquida
Sal y pimienta

Preparación:

Revolver en una jarra el aceite de oliva, el jugo de naranja, el jugo de limón, la miel, la sal y la pimienta. Meter al refrigerador durante treinta minutos.

Al momento de servir disponer las mitades de aguacate deshuesado sobre un plato de servicio y llenarlo con la salsa a la naranja. Llevar a la mesa.

Se pueden poner las mitades de aguacate sobre las hojas de lechuga para que permanezcan estables, y decorarlas con rodajas de naranja.

Canapés de atún

Ingredientes:

1 lata de atún
6 cucharadas de nata
3 rebanadas de pan integral

30 gramos de margarina
1 aguacate
Jugo de un limón
2 pimientos morrones cortados en tiritas
Sal y pimienta
1 toque de páprika

Preparación:

Mezclar bien el atún con el toque de páprika, agregar sal y pimienta, añadir poco a poco la nata.

Untar con margarina los panes integrales cortados en triángulos.

Colocar encima de cada pan una porción de esta crema y luego un trozo de aguacate cortado en láminas previamente pasado por limón (se pasan por limón para que el aguacate no se oscurezca).

Decorar con los pimientos morrones en tiras finas.

Cóctel de camarones, melón y aguacate

Ingredientes:

200 gramos de camarones
1 lechuga
3 rodajas melón
1 aguacate
4 tomatitos enanos
1 ramita de cebollino
1 vaso de mayonesa
2 cucharadas de catsup

Aguacate

Unas gotas de salsa tabasco
Sal

Preparación:

Cocer los camarones en agua hirviendo con sal unos cinco minutos.

Escurrirlos y enfriarlos en agua con hielo para posteriormente volver a escurrirlos y reservarlos.

Lavar y cortar la lechuga en juliana muy fina.

En un bol, poner la mayonesa, la catsup, la salsa tabasco y mezclar bien hasta que quede una salsa rosa.

Por otra parte, con un sacabolas de cocina, hacemos bolitas con las rodajas de melón y con el aguacate pelado (esto lo hacemos justo en el momento de montar el cóctel).

Repartir la lechuga en copas para cóctel y los tomatitos cortado en mitades.

Colocar encima los camarones fríos y pelados, unas bolas de melón frías y unas bolas de aguacate y cubrir con la salsa rosa.

Picar y esparcir por encima, un poco de cebollino para decorar.

Servir frío.

Aguacates rellenos de queso

Ingredientes:

4 aguacates bien maduros
125 gramos de queso ahumado
200 gramos de bonito en conserva
Hojas de lechuga
1/4 de pimiento rojo

1/4 de pimiento verde
3 cucharadas de vinagre de sidra.
6 cucharadas de aceite de oliva
Sal

Preparación:

Limpiar las lechugas y reservar.

Cortar en cuadraditos pequeños el pimiento rojo y verde y formar una vinagreta con el aceite de oliva, el vinagre y la sal, y reservar dejando que vayan macerando los pimientos.

Cortar longitudinalmente el aguacate, deshuesar y, con ayuda de una cuchara, vaciar la pulpa de su interior sin dañar la cáscara.

Mezclar la pulpa del aguacate con la vinagreta de pimiento.

Rellenar la cáscara del aguacate con la lechuga troceada, con el bonito en conserva y con trozos de queso ahumado.

Aliñar todo el conjunto de manera generosa con la vinagreta de pimiento y trozos de aguacate.

Servir al instante.

Pimientos rellenos de aguacate

Ingredientes:

4 pimientos morrones asados
250 gramos de aguacate
50 gramos de zanahoria cocida
100 gramos de papa cocida
4 huevos
1/4 lechuga

4 cucharadas de mayonesa
1 pizca de salsa tabasco
Vinagre

Preparación:

Hacer una ensaladilla con la mayonesa, la lechuga cortada en juliana (en tiras finas), la salsa tabasco, los aguacates, la mitad de los huevos (previamente cocidos), la zanahoria y las papas cocidas y añadir unas gotas de vinagre.

Rellenar los pimientos y decorar con parte del huevo sobrante rallándolo encima y con unas rodajas de aguacate.

Escarolas con betabel y salsa rosa

Ingredientes:

4 escarolas
1 aguacate
100 gramos de betabel en tiras
50 gramos de mayonesa
4 cucharadas de catsup
4 huevos cocidos

Preparación:

Lavar con agua fría las hojas de escarola y a continuación secarlas.

Acompañar las escarolas de unas tiras de betabel, en el centro colocamos un cuarto de aguacate vaciado en su interior y relleno de salsa rosa elaborada con la mezcla de mayonesa y catsup.

Salsear las hojas de escarola con unas cucharadas de salsa rosa y terminar decorando con huevo cocido rayado.

Aguacate, uvas y nueces con salmón

Ingredientes:
4 aguacates
100 gramos de salmón ahumado
50 gramos de nueces
8 camarones grandes cocidos y pelados
1/2 lechuga
100 gramos de uvas peladas y sin pepitas
8 tomatitos
50 gramos de mayonesa
Jugo de un limón
Sal

Preparación:

Abrir los aguacates por la mitad, retirar el hueso y sacar la pulpa dejando la piel con un poco de carne.

Cortar en cuadritos la pulpa del aguacate y reservar.

Rebanar el salmón en juliana y mezclar con el aguacate previamente cortado, la mitad de la lechuga, las nueces peladas y picadas y la mitad de las uvas peladas, sin pepitas y troceadas. Aliñar esta mezcla con la mayonesa y el jugo de limón. Distribuir en las cáscaras de los aguacates y adornar, en la parte superior, con los tomatitos partidos a la mitad, los camarones cocidos y pelados y con alguna uva pelada y sin pepitas.

Cortar el resto de la lechuga en juliana fina para adornar los platos.

Hacer una cama con la lechuga y sobre ella colocar los medios aguacates.

Servirlos fríos.

Platos fuertes

Aguacate con salmón ahumado y salsa holandesa

Ingredientes:

- 3 aguacates
- 200 gramos de salmón ahumado
- 6 hojas de lechuga
- 6 rodajas finas de limón

Para la salsa:

- 200 gramos de mantequilla
- 3 yemas de huevo
- 1 cucharada sopera de jugo de limón
- Sal y pimienta

Preparación:

Lavar las hojas de lechuga y escurrirlas. Picarlas finamente y decorar un plato de servicio. Rebanar el salmón en tiras finas y colocarlo encima de la lechuga.

Partir los aguacates en dos y deshuesarlos. Cortarlos en rebanadas muy delgadas y ponerlos encima del salmón.

Preparar la salsa:
Fundir la mantequilla a fuego suave y dejarla entibiar.

Verter las yemas de huevo y el jugo de limón en un recipiente y colocarlo a baño María. Agregar sal y pimienta, dejándola espesar removiendo constantemente. Añadir enseguida la mantequilla derretida gota a gota, batiendo como para una mayonesa, hasta obtener una salsa lisa y suave.

Poner la salsa sobre el aguacate y el salmón ahumado, y el resto en una salsera.

Decorar el plato con las rodajas de limón y servir enseguida.

Aguacate con salsa mostaza

Ingredientes:
1 aguacate grande
500 gramos de espinacas
75 gramos de hierbabuena fresca
4 rebanadas de carne
Sal y pimienta

Para la salsa:
1 huevo natural (crudo)
2 huevos duros
1 cucharada cafetera de mostaza
15 centilitros de crema

Preparación:
Quitar los tallos de las espinacas, lavarlas y escurrirlas, fundir 50 gramos de mantequilla, y saltear las espinacas y la hierbabuena seis minutos.

Preparar la salsa: Pelar los huevos duros y cortarlos en dos, retirarles las yemas. Romper el huevo fresco, separando la clara de la yema. Añadir esta última a las yemas de los huevos duros y también la mostaza. Triturar todo y después incorporar la crema. Calentar a baño María removiendo de vez en cuando.

Derretir el resto de la mantequilla en un sartén grande a fuego vivo y dorar las rebanadas de carne un minuto por cada lado.

Mientras tanto, pelar el aguacate, deshuesarlo y cortarlo en láminas.

Extender las espinacas y la hierbabuena en un plato caliente. Acomodar las rebanadas de carne encima, ponerles sal y pimienta, añadir las láminas de aguacate y cubrir con la salsa de mostaza.

Costillas en salsa de aguacate y tequila

Ingredientes:

6 costillas de res
3 tazas de caldo de pollo
1 taza de jugo de naranja o mandarina
5 cucharadas de tequila
3 cucharadas de cilantro picado
1 chile serrano
Sal y pimienta
1 aguacate grande

Preparación:

Se le pone sal y pimienta a la carne y se fríe en poco aceite bien caliente.

Se licuan los ingredientes restantes.

Se sirven las costillas poniéndoles la salsa que resulta de la mezcla anterior.

Se puede acompañar de verduras salteadas en mantequilla y arroz blanco.

Rueda de aguacate y frutas en cama de salmón

Ingredientes:
- 3 aguacates grandes
- 2 mangos grandes
- 500 gramos de requesón
- 1 manojo grande de berros
- 200 gramos de salmón ahumado

Para el aderezo:
- 1/2 taza de aceite de oliva
- Jugo de un limón
- Jugo de una naranja
- Pulpa de un durazno
- 2 cucharadas de azúcar
- Sal y pimienta

Preparación:

Partir los aguacates verticalmente, deshuesar y quitar un poco de pulpa.

Rellenar ambas partes al fondo con requesón y encima con tiritas de mango

Unir las dos mitades nuevamente y quitar la cáscara con cuidado. Refrigerar.

Para el aderezo licuar todos los ingredientes.

En un platón grande poner una cama de berros y el salmón ahumado en tiritas.

Sacar los aguacates del refrigerador y cortar ruedas en forma horizontal.

Poner las ruedas sobre la cama de berros y el salmón, bañarlas con el aderezo.

Pescado relleno al horno

Ingredientes:
   1 pescado de 1 kilogramo
   20 gramos de mantequilla
   1 rebanada de pan de migaja dura
   1 cebollita
   1 rama de apio
   1 huevo
   1 aguacate pequeño
   2 cucharadas soperas de jugo de limón
   1/4 de cucharada cafetera de tomillo, seco
   Sal y pimienta

Preparación:
Calentar el horno a 200° C.

Derretir la mantequilla. Enjuagar el pescado, secarlo con papel absorbente y untarle el interior con una parte de la mantequilla fundida.

Eliminar la corteza del pan y desmenuzarlo. Pelar la cebollita y picarla finamente. Quitarle las partes duras al apio, lavarlo y picarlo. Estrellar el huevo y batirlo. Pelar el aguacate y deshuesarlo. Cortar la pulpa en pequeños cuadros. Revolver la miga de pan, la cebollita, el apio, el huevo, el aguacate, el jugo de limón, el tomillo, la sal y pimienta.

Rellenar la cavidad del pescado con este relleno. Cerrar el pescado con un palillo, para fijar el relleno.

Engrasar una charola de hornear con el resto de la mantequilla fundida, acomodar el pescado relleno. Meterlo al horno y dejarlo cocer durante treinta minutos. La carne debe separarse fácilmente de la espina central.

Cuando el pescado está cocido se pone sobre un plato caliente. Se retira el palillo y se sirve inmediatamente.

El relleno de aguacate aporta a la carne de pescado una gran delicadeza. Para un plato más rebuscado todavía sírvalo con la salsa para pescados.

Hojaldre de aguacate y pollo

Ingredientes:

6 pechugas de pollo
6 hojas lo más delgadas posibles de pasta de hojaldre
2 cucharadas soperas de estragón seco
2 cucharadas cafeteras de mostaza
3 aguacates pequeños
2 cucharadas soperas de harina
2 cucharadas soperas de aceite
15 gramos de mantequilla.
Sal y pimienta

Preparación:

Extender la harina en un plato y rodar en ella las pechugas. Calentar el aceite en una cacerola grande. Añadirle un poco de mantequilla y dejarla fundir, freír las pechugas durante tres minutos de cada lado, después escurrirlas y dejarlas enfriar.

Durante este tiempo, fundir el resto de la mantequilla a fuego suave. Revolver el estragón, la mostaza, la sal y la pimienta. Pelar los aguacates, deshuesarlos y cortarlos en láminas (a lo largo).

Prender el horno a 200° C, poner una pechuga sobre una de las hojas rectangulares de pasta hojaldrada (en una extremidad), untarla de mostaza y estragón y ponerle encima algunas láminas de aguacate, doblar los lados de la pasta y después enrollarla. Preparar las otras cinco de la misma manera.

Engrasar una charola y disponer los seis rollos. Meterlos al horno y dejarlos cocer durante veinte minutos. Servir enseguida con verduras de temporada.

Pollo a los frutos secos, con naranja y aguacate

Ingredientes:

2 pollos
50 gramos de pasas sin semilla
1 diente ajo
250 gramos de orejones de albaricoque
1 vaso de vino blanco
2 aguacates
2 naranjas
Un chorrito de aceite de oliva
Sal y perejil

Preparación:

Poner a remojar durante una hora los orejones y las pasas en una taza.

Limpiar el pollo y posteriormente cortarlo en cuartos. Sazonar con sal y el ajo picado.

En una fuente de horno colocar el pollo, engrasar la piel con aceite de oliva e introducirlo en el horno a 180º C.

Cuando esté dorada la superficie del pollo, añadir las pasas y los orejones junto con el vino blanco y dejar asar todo junto por espacio de sesenta minutos.

Una vez asado el pollo, sacarlo a una bandeja de servicio. A la salsa añadir las naranjas peladas y cortadas en gajos junto con el aguacate rebanado, y dejarlo asar durante cinco minutos.

Poner a punto de sal la salsa y verter por encima al pollo.

Adornar con el perejil picado y trozos de naranja y de aguacate.

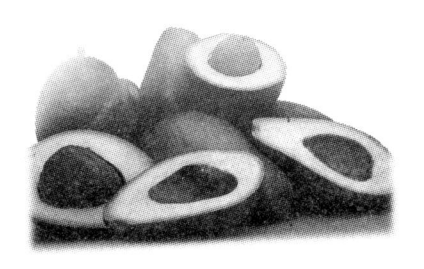

Postres

Mousse de aguacate con camarones

Ingredientes:
250 gramos de camarón pequeño sin cáscara
2 aguacates
600 gramos de mantequilla
3 cucharadas soperas de harina
25 centilitros de leche
10 centilitros de crema
1/2 cucharada cafetera de mostaza
2 cucharadas cafeteras de grenetina en polvo
2 cucharadas soperas de mayonesa
1 cucharada sopera de jugo de limón
6 pequeñas ramas de perejil
Pimienta

Preparación:
Fundir la mantequilla a fuego suave, incorporar la harina, agregar poco a poco la leche, moviendo constantemente.

Cuando esté en ebullición añadir la crema y dejar espesar cinco minutos a fuego suave, sin dejar de mover. Dejar entibiar.

Pelar los aguacates y deshuesarlos. Cortar la pulpa en trozos y licuarlos con la salsa blanca, para obtener un puré liso.

Reservar doce camarones para decorar. Picar finamente el resto y añadirlos a la preparación anterior junto con la mostaza y la pimienta.

Verter dos cucharadas soperas de agua en una taza, y agregar la gelatina. Dejar inflar dos minutos, después fundir a baño María.

Incorporar a la preparación el aguacate, los camarones, la gelatina disuelta, la mayonesa, y el jugo de limón.

Repartir todo en seis moldes individuales y dejar enfriar en el refrigerador durante cuatro horas.

Al momento de servir, cortar en dos las rodajas de limón. Decorar cada molde con media rodaja de limón, dos camarones y una rama de perejil.

Pastel de aguacate y camembert

Ingredientes:

1 queso camembert

1 aguacate

20 centilitros de vino blanco

Algunas gotas de salsa tabasco

100 gramos de almendras

Preparación:

Retirar la costra del camembert y cortarlo en pedazos gruesos, y ponerlos en un plato hondo, añadir el vino blanco, después revolver ligeramente, cubrir y dejar macerar doce horas aproximadamente.

Al fin de este tiempo escurrir el camembert en un colador fino, abrir el aguacate en dos, retirar el hueso, pelar la fruta y cortar en cuadros.

Licuar el camembert, la pulpa del aguacate y la salsa tabasco a manera de obtener una preparación lisa y cremosa.

Meter alrededor de diez minutos al refrigerador. La pasta debe de estar lo suficientemente firme para ser moldeada.

Extender la pasta en un molde que tenga algún recubrimiento para que no se pegue y presionar. Meter de nuevo dos horas al refrigerador aproximadamente, hasta que el pastel esté bien firme.

Dorar las almendras en un sartén antiadherente y después picar con un cuchillo.

Cuando el pastel tenga la consistencia requerida, desmoldar en un plato y adherir las almendras. Servir con pan tostado o galletas.

Panecitos calientes de aguacate

Ingredientes:
   4 huevos duros
   2 aguacates
   100 gramos de gruyer rallado
   1/2 pimiento
   2 cucharadas soperas de perejil picado
   2 cucharadas soperas de puré de tomate
   2 cucharadas soperas de aceite
   4 panecitos redondos

Preparación:

Calentar el horno a 170° C.

Descascarar los huevos duros y picarlos. Pelar los aguacates, deshuesarlos y cortar en cuadros pequeños. Retirar las semillas y venas del pimiento y enjuagar. Cortar en tiras finas.

Poner los huevos, los aguacates, el gruyer rallado, el pimiento, el perejil, el puré y el aceite en una ensaladera, después revolver.

Cortar los panecitos en dos y retirar el migajón, dejando una corteza de medio centímetro, rellenar con la mezcla anterior y cerrarlos.

Envolver los panecillos rellenos con papel aluminio con cuidado, y dejarlos cocer en el horno por treinta minutos. Servirlos calientes.

Copas de fresas y aguacates a la crema

Ingredientes:

500 gramos de fresas

3 aguacates

25 centilitros de crema

4 cucharadas soperas de azúcar glass

4 cucharadas soperas de miel líquida

4 cucharadas soperas de coñac

Preparación:

Pelar un aguacate, deshuesarlo y triturarlo finamente, añadir la crema y el azúcar glass. Batir hasta que obtenga una mezcla muy espesa.

Diluir la miel con el coñac. Incorporar la mezcla a la preparación anterior. Batir de nuevo hasta obtener un mousse muy firme.

Lavar las fresas y escurrirlas. Pelar los otros dos aguacates y deshuesarlos. Cortarlos en cuadros grandes y revolverlos con las fresas, apartando seis de ellas para la decoración.

Repartir la preparación anterior en seis copas. Cubrir con la crema de aguacate, cortar las fresas que se apartaron en forma de abanico y decorar las copas. Servir frías.

Mousse de aguacate y dátiles

Ingredientes:

2 aguacates
15 centilitros de crema
2 cucharadas soperas de miel líquida
1 naranja
2 dátiles
2 claras de huevo
Para decorar:
5 centilitros de crema
1 cucharada sopera de leche helada
2 cucharadas soperas de corteza de naranja confitada

Preparación:

Lavar la naranja y secar, rallar la corteza y exprimir la naranja. Deshuesar los dátiles y picarlos. Pelar los aguacates y deshuesarlos, reducir la pulpa a puré.

Batir la crema en mousse firme y agregar las claras a punto de nieve.

Poner en una ensaladera el aguacate, los dátiles, el jugo y la corteza de naranja y la miel, después revolver. Incorporar suavemente la crema con las claras de huevo.

Repartir el mousse en cuatro copas.

Batir la crema prevista para la decoración con la leche helada. Verter en una duya y formar una espiral de crema batida sobre cada copa y espolvorear con el rallado de naranja. Servir muy frío.

Copas de helado de aguacate

Ingredientes:

6 bolas de crema helada de aguacate

1 aguacate

2 cucharadas soperas de nuez pelada

4 cucharadas soperas de jarabe de arce

Para la decoración:

8 fresas grandes

Preparación:

Pelar el aguacate y deshuesarlo, cortar por la mitad en cuatro láminas longitudinales. Picar gruesamente la nuez con un cuchillo. Lavar las fresas y cortarlas en abanico.

Disponer las láminas de aguacate a lo largo de las paredes de las copas alargadas para el helado. Colocar las bolas de helado al centro. Cubrir con el jarabe o la miel y espolvorear con la nuez picada.

Decorar con las fresas y servir.

El aguacate y la belleza

Uno de los ingredientes de la madre naturaleza con las mayores cualidades de embellecimiento se encuentra en la mayoría de las cocinas... el aguacate. El aguacate contiene una variedad de nutrientes, entre ellos las vitaminas C, B6 y E, las cuales se ha comprobado que reducen las arrugas, humectan, limpian, exfolian y enriquecen la piel.

De hecho, investigaciones recientes, hechas por la Universidad de California, muestran que el aguacate tiene más vitamina E que cualquier otro fruto. La vitamina E es un antioxidante de alta potencia conocido por desacelerar el proceso de envejecimiento y disminuir los efectos dañinos de la exposición al sol. El aguacate puede beneficiar tanto la parte interior como la exterior del cuerpo. Desde el punto de vista de la nutrición, contiene muchas vitaminas y sustancias fitoquímicas importantes, las cuales ayudan a proteger al cuerpo de las enfermedades. Muchas de las vitaminas que hacen que el aguacate sea nutritivo también lo hacen un maravilloso tratamiento de belleza para la piel y el cabello.

Los aguacates, con su riqueza rejuvenecedora y gran cantidad de nutrientes, pueden ser una manera simple y económica de continuar la tradición de los remedios caseros naturales.

Para el cabello y cuero cabelludo

El aguacate machacado humecta el cuero cabelludo y el cabello, le da un brillo luminoso y lo libera del estrés.

Tratamiento: Moje su cabello en un lavabo o regadera. Use sus yemas de los dedos para dar masaje a su cuero cabelludo.

Machaque un trozo maduro de un aguacate en un traste (agregue limón para dar mas brillo) y espárzalo por todo su cuero cabelludo. (Será mejor si su cuero cabelludo está tibio después de haberlo mojado para que así el aguacate penetre más fácilmente).

Ponga un plástico protector sobre su cabeza para evitar mancharse y déjelo así por veinte minutos.

Enjuáguelo con shampoo seguido por su enjuague favorito.

Máscara facial refrescante

Vigoriza la piel seca, madura o dañada por el sol con un tratamiento facial fresco que repone la humedad y los nutrientes perdidos. Este tratamiento reemplaza la pérdida de nutrientes y humedad, como ácidos esenciales y vitaminas.

Tratamiento: Remueva el maquillaje y limpie su piel.

Disuelva la parte madura de un aguacate con un tenedor en un traste. (Si la piel está extremadamente seca, agregue una cucharada de mayonesa; si la piel tiene su humedad natural o es grasosa, agregue el jugo de un limón fresco).

Deje en su piel por diez minutos.

Remoje una toalla de mano en agua tibia, exprímala y pásela sobre su cara, dejando un espacio para su boca y nariz. Deje la toalla en su cara por un momento. Y quite el aguacate con ella.

Enjuague su rostro con agua tibia; séquela.

Para las manos

Como el humectante de la madre naturaleza, el aguacate hidrata las uñas y las cutículas secas y resulta en manos más suaves y con aspecto más juvenil.

Tratamiento: Lávese las manos.

Corte y lime su uñas (ponga aceite de aguacate sobre sus cutículas para suavizarlas).

Corte un aguacate en cuatro. Remueva la cáscara de una de las rebanadas y úsela como una barra de jabón, espárzala sobre sus manos y muñecas. Cubra cada mano con una bolsa de plástico y déjelas por quince minutos.

Use una toalla húmeda para quitar el aguacate.

Enjuague con agua tibia.

Aplique crema natural a sus dedos y palmas.

Títulos de esta colección

- ¿Descubrimiento o conspiración?
- ¿Existe en verdad Bin Laden?
- Ahnenerbe
- Alamut
- Altares, ofrendas, oraciones y rituales a la Santa Muerte
- Ángeles espíritus de luz
- Apariciones celestiales
- Armas secretas nazis
- Cromoterapia. La salud por los colores
- Cuidado de la piel
- Curación con aguacate
- Curación con agua
- Curación con chocolate
- Curación con papaya
- Curación con plantas medicinales
- Curación con terapias naturales
- Curso completo de tarot
- El cuerpo
- El gran libro de la Oui-ja
- El gran libro de los dinosaurios
- El gran libro del tarot de Marsella
- El gran secreto nazi
- El libro de los muertos
- El libro de los objetos imposibles
- El origen del mal
- El Renacimiento
- El tesoro del vegetarianismo
- El último papa
- El verdadero Jesús según los manuscritos de Nag Hamadi
- En busca del evangelio perdido
- Exorcismo
- Fantasmas
- Feng Shui y su magia
- Hechizos amorosos
- Iridología. El diagnóstico por el iris
- La cruz y la svástica
- La Inquisición
- La Palestina de Jesús
- La Revolución Francesa
- La sábana santa y el santo sudario
- La Segunda Guerra Mundial
- La urna de Santiago
- La verdadera tumba de Jesús
- Las claves de la vida eterna
- Las mentiras de la historia
- Los aztecas
- Los chinos
- Los egipcios
- Los enigmas de Jesús
- Los enigmas de la Biblia
- Los griegos
- Los hindúes
- Los incas
- Los mayas
- Los romanos
- Los secretos de los templarios
- Magia amorosa. Los rituales del amor
- Magia natural. Animal, vegetal y mineral
- Magia y brujería
- Magnetismo. El poder de la atracción
- Mentiras y escándalos
- Mesopotamia
- Mitos y ritos en Grecia
- Nostradamus. Sus secretos...
- Operación barbarroja
- Parapsicología. El otro conocimiento
- Sectas destructivas
- Telepatía. La comunicación mental
- Vitaminas para el alma

Impreso en los talleres de
Trabajos Manuales Escolares,
Oriente 142 No. 216
Col. Moctezuma 2a. Secc.
Tels. 5 784.18.11 y 5 784.11.44
México, D.F.